BEI GRIN MACHT SICH IHR WISSEN BEZAHLT

AF139906

- Wir veröffentlichen Ihre Hausarbeit, Bachelor- und Masterarbeit

- Ihr eigenes eBook und Buch - weltweit in allen wichtigen Shops

- Verdienen Sie an jedem Verkauf

Jetzt bei www.GRIN.com hochladen und kostenlos publizieren

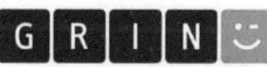

Bibliografische Information der Deutschen Nationalbibliothek:

Die Deutsche Bibliothek verzeichnet diese Publikation in der Deutschen National-
bibliografie; detaillierte bibliografische Daten sind im Internet über http://dnb.d-
nb.de/ abrufbar.

Impressum:

Copyright © 2006 GRIN Verlag
Druck und Bindung: Books on Demand GmbH, Norderstedt Germany
ISBN: 9783668136939

Dieses Buch bei GRIN:

https://www.grin.com/document/278709

Barbara Mayerhofer

Die Geschichte des Hospizes. Krankheit, Tod und Sterben im Laufe der Jahrhunderte

GRIN Verlag

Die Geschichte des Hospizes

Krankheit, Tod und Sterben im Lauf der Jahrhunderte

Barbara Mayerhofer

Inhaltsverzeichnis

1. Einleitung

Hospiz – weil Sterben ein Teil des Lebens ist. Dieser Gedanke ist tief greifend und für viele Menschen nur schwer nachvollziehbar. Sterben ist durch den gesellschaftlichen Wandel in den letzten hundert Jahren noch schwerer geworden, als es durch die existenzielle Bedrohung, durch die Vielfalt der Krisen und die Veränderung der Gesellschaft schon war. Hauptursachen sind jedoch nicht nur die Auflösung des Familienverbandes sondern auch die fühlbare psychische und physische Überforderung vieler Angehöriger mit der Pflege eines Sterbenden.

Die geplanten Veränderungen im Gesundheitswesen haben Unruhe und Verunsicherung ausgelöst. Besonders alte und schwerstkranke Menschen fragen sich, wie viel medizinische und pflegerische Leistung sie erwarten können, und welche Wertschätzung ihnen am Ende ihres Lebens noch entgegengebracht wird. Die Begleitung Schwerstkranker und Sterbender ist ein brisantes öffentliches Thema und eine große Herausforderung für die Verantwortlichen der Gesundheits- und Sozialpolitik.

Unzählige Schlagzeilen in allen Medien handeln vom Sterben, Sterbehilfe, Hilfe beim Sterben und einem selbst bestimmten Lebensende. Menschen haben Angst vor diesem Sterben - haben Sorge, mit ihrem Leid, anderen ausgeliefert zu sein. Tod und Sterben gehören zum Leben und werden dennoch aus dem Leben ausgeblendet und verdrängt. Der medizinische Fortschritt und die Entwicklung immer effektiverer diagnostischer und therapeutischer Möglichkeiten fördern den Glauben an die Allmacht der Medizin – selbst in aussichtslosen Fällen. In einer Gesellschaft, die die Attribute jung, gesund, erfolgreich und dynamisch als Ideale propagiert, ist für eine ernsthafte Auseinandersetzung mit Sterben und Tod wenig Platz.

In den letzten zwanzig Jahren hat die Hospizbewegung mit dazu beigetragen, dass sich ein nun spürbarer Wandel in der Einstellung vieler Menschen zu Sterben und Tod vollzieht. Fachleute und vor allem Laien engagieren sich zunehmend für eine menschenwürdige Sterbe- und Trauerbegleitung.

In der Arbeit wird ausführlich die Entwicklung und Veränderung der menschlichen Einstellung zu Sterben, Tod und Trauer, aber auch der Wandel der damit zusammenhängenden Krankenpflege, erläutert. Das Wissen um die geschichtliche Entwicklung ist notwendig, um die Entstehung der Hospizbewegung, das Spektrum der Hospizarbeit und ihre Chancen, nachvollziehen zu können.

2. Krankheit, Tod und Sterben im Verlauf der Jahrhunderte

Die Menschen entwickelten seit den frühesten Anfängen über Jahrhunderte hinweg Rituale und veränderten immer wieder ihre Einstellungen gegenüber Kranken, Sterbenden und Toten. Der Begriff „Hospiz" wird bereits sehr früh genannt und ist seit dem frühen Mittelalter Synonym der Sorge um Pilger, Kranke und Sterbende.

2.1 Frühzeit bis Beginn des Christentums

Die Urgeschichte der Menschheit ist in ihren langen epochalen Abschnitten eine Geschichte der zunehmenden Todeserkenntnis. Im Altpaläolithikum war nach Auffassung der Menschen der Tod weder endgültig noch unvermeidlich, was darauf schließen lässt, dass es eine Zeit gab, in der die Menschen den Tod gleichmütig hinnahmen. Barloewen sagt, dass der Tod erst „...entdeckt werden mußte, ehe er als Problem begriffen wurde."[1,2] Beweis einer gefühlsmäßigen und intellektuellen Entwicklung ist, dass im Laufe der Jahrtausende nicht nur die Vergänglichkeit der Menschen, sondern vor allem die Unvermeidbarkeit des Todes erkannt wurde.

Grabfunde aus der Zeit von 70.000 – 35.000 v. Chr. belegen, dass sich der Mensch der eigenen Vergänglichkeit bewusst wurde und, nicht mehr wie im Altpaläolothikum, vor dem Toten floh, sondern ihm eine eigene Stätte bereitete. Bis ca. 10.000 v. Chr, vermehrten sich die Todesrituale und Verstorbene wurden in Gräbern begraben, die auf ersten Friedhöfen angelegt wurden. Eingeführte Bestattungsrituale setzten eine Zäsur in der Entwicklungsgeschichte und schufen durch die freigesetzten Kräfte eine neue Auffassung von Leben und Tod, die Gedanken an ein Weiterleben nach dem Tode vermuten lassen.[3]

In der Jungsteinzeit änderten sich die Lebensbedingungen, die Menschen verehrten ihre Ahnen und verstanden den Tod als zufälliges Ereignis in einem unbegrenzten Leben. Der Verstorbene[4] wurde bestattet und erhielt Gegenstände des täglichen Gebrauchs als Grabbeigabe, so dass entsprechend der Art der Bestattungen, Vorstellungen von einem

---

[1] Alle Zitate werden in ursprünglicher Form wiedergegeben
[2] vgl. Barloewen, C. von, Der lange Schlaf, in: Barloewen, C. von (Hg.), u.a., Der Tod in den Weltkulturen und Weltreligionen, Frankfurt am Main usw., 2000, S. 26
[3] ebenda S. 28 f
[4] Zur besseren Übersicht wird in dieser Studienarbeit auf die Verwendung der weiblichen sowie männlichen Form der Bezeichnungen verzichtet. Bei Verwendung der männlichen Form sind die weiblichen Vertreter ebenfalls angesprochen.

Weiterleben im Jenseits vorhanden gewesen sein mussten.[5] Die Kultur eines Landes bestimmte auch die Kultur des Sterbens und des Todes.

2.1.1 Ägypten

In der ägyptischen Hochkultur (3000 v. Chr.), die sich ebenso wie die tibetische Hochkultur mit dem Tod intensiv auseinandersetzte, wurden bereits viele Krankheiten behandelt und erste Aussagen zu anatomischen und physiologischen Zusammenhängen getroffen. Die Priesterkaste befasste sich eingehend mit dem Leben und auch Sterben und überzeugte die Menschen, dass ihre erarbeiteten Rituale das Sterben erleichtern und die Seelenreise ermöglichen würden, denn der Tod wurde als Übergangsphase und Beginn von etwas Neuem angesehen. Eine wichtige Handreichung war das ägyptische Totenbuch, das eine Sammlung von Pyramidentexten darstellt, in der eine Zusammenfassung von Bestattungsanweisungen, Beschwörungen und magischen Zauberformeln, aber auch Rituale der Einbalsamierung und Bestattung beschrieben wurden. Bei Ausgrabungen wurden Totenbücher auf Papyri gefunden und es ist davon auszugehen, dass den Toten diese mit ins Grab gegeben wurden.[6]

Im Zusammenhang mit dem ägyptischen Totenbuch wird meist das tibetische Totenbuch „...von der Befreiung durch Hören auf der Ebene nach dem Tode..."[7] genannt. Es enthält über Jahrhunderte hinweg überlieferte Erzählungen über den schwebenden Zustand zwischen der Zeit des Todes und der Wiedergeburt und leitet Sterbende und Tote an, über die unterschiedlichen Stadien die Befreiung zu erlangen.[8]

Erwähnenswert ist der besondere Umgang mit Verstorbenen. Die Ägypter verbrachten viel Zeit mit der Sorge für die Toten, um diesen einen angenehmen Aufenthalt im Jenseits zu ermöglichen. Der trocken-heiße Sand Ägyptens führte zu einer Austrocknung der Leichen, deren Knochen von der geschrumpften Haut umkleidet und so vor Verwesung geschützt wurden. Die Eingeweide wurden vor einer Einbalsamierung des Körpers entnommen und getrennt bestattet. Die mit Natron, Asphalt und Zedernprodukten erreichte Mumifizierung der leiblichen Hülle entsprach den Vorstellungen der Ägypter, dass der Körper erhalten bleiben musste.[9] Man kann davon ausgehen, dass die ägyptische Religion die Gewissheit eines persönlichen Weiterlebens nach dem Tode an die Menschen vermittelte.

---

[5] vgl. Seidler, E.; Leven, K.-H., Geschichte der Medizin und der Krankenpflege, Stuttgart, 2003, 7. Auflage, S.16
[6] vgl. Barloewen, C. von, a. a. O., S. 33 f
[7] ebenda, S. 58
[8] ebenda, S. 58
[9] vgl. Der große Brockhaus, Wiesbaden, 1955, Achter Band, S. 187

2.1.2 Indien - Buddhismus

Gautama Buddha (560 – 468 v. Chr.), der „Erleuchtete", war der Initiator einer vertieften religiösen Bewegung und prägte entscheidend die indische Heilkunde. Er stellte ethische Regeln auf, die forderten, dass die Menschen sich ganz dem Kranken zuwenden sollten und dem Patienten niemals schaden dürften. Diese Anordnungen entsprechen der palliativ-medizinischen Haltung unserer Zeit, da Leiden von Patienten, bei denen die ärztliche Kunst versagt, nur noch durch Pflege gelindert werden sollte.[10]

Hinweise auf Buddhas Umgang mit dem Tod erhält man aus der buddhistischen Erzählung der „vier Zeichen". Der Sage nach veranlasste die Begegnung mit dem Tod Gautama Buddha, seine irdischen Güter zugunsten der Erlösung aufzugeben.

> *„Als er eines Morgens sein Schloss verlässt, tritt zunächst ein Alter*
> *auf ihn zu, dann, bei der zweiten Ausfahrt, ein Kranker, dann ein*
> *Toter. (...) Als Gautama schließlich auf einen Bettelmönch stößt,*
> *fasst er den Entschluss, seinen Palast zu verlassen und nach der*
> *letzten Befreiung von Leiden, Alter, Krankheit und Tod zu forschen."*[11]

Buddha verstand nun, dass Angesichts des Todes irdische Güter und Freuden sinnlos seien, und nur der ein sinnerfülltes Leben führen könne, der sich lebenslang mit der Problematik des Todes auseinandersetzen würde. Seine Lehre betonte die Bedeutung des Lebens im Hinblick auf die Wiedergeburt, denn physische und psychische Kräfte würden nach seiner Auffassung in eine neue Form des Daseins übergeführt, und bislang erworbene Charaktereigenschaften in diese neue Daseinsform übermittelt werden.

Nicht Trost und Ermutigung für den Sterbenden, sondern die schrittweise Wegweisung sind heute noch Grundpfeiler des asiatischen Denkens. Ziel der buddhistischen Heilslehre ist eine Befreiung vom Tod als Inbegriff des Leidens, um Unsterblichkeit zu erzielen. Barloewen ist der Meinung, dass die Unsterblichkeit nicht als die zeitlich-unendliche Existenz einer individuellen Persönlichkeit gelten kann, da es im Buddhismus kein individuelles *Ich* gibt und es vielmehr Aufgabe der Buddhisten sein muss, die vollkommene Selbsthingabe oder Selbstlosigkeit zu erzielen.

---

[10] vgl. Seidler E., a. a. O., S. 31
[11] vgl. Barloewen, C. von, a. a. O., S. 52

Aus buddhistischer Sicht gehören Geburt und Tod zusammen, daher muss der Schlüsselbegriff der indischen Philosophie, das *Karma,* erwähnt werden. Nach der Lehre vom Karma hängt das Schicksal des Menschen nach seinem Tod von seinem bisherigen Dasein oder auch früheren Daseinsformen ab. Eine Wiedergeburt ist im Himmel oder auf der Erde als Mensch, Tier oder Pflanze möglich. Man kann daraus folgern, dass der Hinduismus das Karma als Konsequenz des Handelns ansieht, weil er überzeugt ist, dass das neue Leben durch das vorherige Leben bestimmt wird.[12] Der Mensch trägt demnach durch künftige Wiedergeburten soviel Karma ab, bis er von der Plage seiner Geburten und Leiden erlöst wird und in die ewige Seeligkeit eingeht.

Sogyal Rinpoche kritisiert die im Westen übliche Auslegung des Begriffes als „Vorherbestimmung" und erläutert, dass mit Karma „...sowohl die Kraft, die in unseren Handlungen verborgen liegt als auch die Ergebnisse..."[13] unserer Handlungen bezeichnet werden.

2.1.3 China

Der Buddhismus kam erst 100 n. Chr. nach China. Bemerkenswert ist, dass nach Ansicht der vorkonfuzianischen[14] Religionsausübung, alle Erkrankungen auf die Einwirkungen verstorbener Personen zurückzuführen sind.[15] Konfuzianische Gelehrte betonten, dass ein früher Tod zwar bedauert werden könnte, aber grundsätzlich „...der Tod als notwendiger Bestandteil des kosmischen Prozesses akzeptiert..."[16] werden sollte.

2.1.4 Griechenland

Die alte griechische Medizin ist mit der griechischen Philosophie untrennbar verbunden. Der Einfluss der Lehre der antiken Medizin reicht bis ins frühe 19. Jh. und wurde erst dann durch die Erkenntnisse der Naturwissenschaften an den Universitäten abgelöst. Homer erzählt in seinen Epen Ilias und Odyssee von zahlreichen ärztlichen Behandlungen, aber auch von heilkundigen Frauen wie z.B. Agamede oder Kirke. Die Odyssee, durchdrungen von der Faszination des Todes und Zeugnis der Todeserfahrung und Todesbewältigung, geht „...durch die >Nekyia< (>>Totenopfer<<) in die Kulturgeschichte ein..."[17].

Die Götter wurden verehrt und bestimmten das Leben. Apollon stand als Gottheit der Krankheiten und Heilung in besonderer Beziehung zur Heilkunde, wurde aber auch als

---

[12] ebenda, S. 5o ff
[13] vgl. Rinpoche, S., Das tibetische Buch vom Leben und Sterben, Wien, 1992, S. 118
[14] Konfuzius wurde um 500 v. Chr. geboren
[15] vgl. Seidler, E., a. a. O., S. 32
[16] vgl. Barloewen, C. von, a. a. O., S. 62
[17] ebenda S. 19

Überbringer des Todes angesehen.[18] Asklepios, der wichtigste Heilgott, der aus einer Verbindung zwischen Apollon und einer sterblichen Frau stammen soll, hat der Sage nach Tote wiederbelebt, wofür er von Zeus mit einem Blitzschlag getötet wurde.[19]

2.1.5 Vorchristliches Rom

Im vorchristlichen Rom fasste die griechische Medizin schnell Fuß. Hervorzuheben sind die Heilmethoden des Asklepiades, der bereits 90 v. Chr. nach Rom kam und sich mit Diäten, sowie der Verordnung von Wein als Heilmittel allgemeine Anerkennung verschaffte.[20]

Auf großen Landgütern entstanden die sog. Valetudinarien (valetudo, lat.: der Gesundheitszustand, Anm. d. Verf.), die für die Aufnahme erkrankter Sklaven zur Herstellung ihrer Arbeitskraft, bestimmt waren. Chronisch Kranke oder unheilbare Menschen mussten allein und im Elend sterben, da es für sie keine Einrichtungen gab. Im Übrigen diente das Valetudinarium als Vorbild für Militärlazarette der späteren Jahre.[21]

2.2 Krankenpflege von Christi Geburt bis zum Mittelalter

Mit Christi Geburt, seinem Leben und Sterben, veränderte sich die Einstellung der Menschen zueinander. Es bildete sich bald nach seinem Tod die erste christliche Gemeinde, deren stärkstes Motiv in einer Identifikation mit Christus über die sieben Werke der Barmherzigkeit bestand.[22] Es ist für Christen daher selbstverständlich gewesen, dass sie ihre Hilfe, auch in Seuchenzeiten, sowohl christlichen als auch nicht-christlichen Mitbürgern anboten. Kranke wurden, von der Öffentlichkeit unbemerkt, hauptsächlich von allein stehenden Frauen in Privathäusern gepflegt, da eine öffentliche Pflege durch Christen bis zum Toleranzedikt von Mailand im Jahre 313 n. Chr. nicht gestattet war. Die dann zugesicherte Religionsfreiheit gab Christen die Möglichkeit, öffentliche Einrichtungen zur Pflege und Obhut von Hilfsbedürftigen zu schaffen.[23]

Diese ersten Gebäude wurden als „Xendochion" (xenos: fremd; subst. Gast, Gastgeber[24]) bezeichnet und waren Herbergen für Fremde, Kranke und Schwache, die vor allem an beliebten Pilger- und Heeresstraßen errichtet wurden.[25]

---

[18] vgl. Seidler, E., a. a. O., S. 40
[19] ebenda S. 4
[20] ebenda S. 64
[21] ebenda S. 71
[22] vgl. Angenendt, A., Geschichte der Religiosität im Mittelalter, Darmstadt, 1997, S. 586
[23] vgl. Seidler, E., a. a. O., S. 76 f
[24] vgl. Balz, H., Schneider, G., Exegetisches Wörterbuch zum Neuen Testament, Stuttgart usw., 1992, Band II, 2. verb. Auflage, S. 1189
[25] vgl. Murken, A., Vom Armenhospital zum Großklinikum, Köln, 1995, 3. veränd. Aufl., S. 40

Im „Nosocomion" (nosos: Krankheit; komizo: pflegen, gastlich aufnehmen[26]), einer anderen Bezeichnung für „Xendochion", wurden ausschließlich Kranke betreut. Es wurde daher als „Krankenhaus" bezeichnet und soll erstmals von Bischof Basilius dem Großen um 369 n. Chr. errichtet worden sein.[27] Der hl. Hieronymus berichtete, dass seine Schülerin Fabiola († 399), im Westen von Rom ein „Nosocomion" baute, um, die aus Afrika zurückkehrenden Pilger[28], aber auch Kranke und Sterbende zu pflegen, die sie selbst von der Straße geholt habe.[29]

2.2.1 Klostermedizin im frühen Mittelalter

Für die Entwicklung der Hospizbewegung ist die Entstehung der Klosterkultur von nachhaltiger Bedeutung, wobei jedoch ungewiss ist, wann die ersten Klöster entstanden. Hawel schreibt dies dem Ägypter Pachomius zu, der, bis zu seinem Tod im Jahre 347 n. Chr., elf Klöster an der Thebais (Gegend um die ägyptische Stadt Theben, Anm. d. Verf.) geschaffen hat, die beispielhaft für die Entstehung des abendländischen Mönchtums waren. Bemerkenswert ist, dass es in jedem Kloster ein Hospiz mit eigener Küche gab, das sowohl Reisende als auch Kranke und Alte aufnahm.[30]

Von großer Bedeutung für die weitere Entfaltung des Hospitalwesens war Benedikt von Nursia (480-547 n. Chr.), der um 529 n. Chr. auf dem Monte Cassino das erste Kloster seiner Gemeinschaft baute. Die Verfasserin ist der Ansicht, dass das 36. Kapitel der *Regula Benedikti*, der Ordensregel des hl. Benedikt, noch heute für Pflegende Prinzip ihres Handelns sein sollte.[31] „Die Sorge für die Kranken steht vor und über allen anderen Pflichten. Man soll ihnen wirklich wie Christus dienen."[32] Aufgrund der baulichen und personellen Ausstattung konnte die Unterstützung für Arme und Kranke am besten in den Hospizen der Klöster gewährleistet werden. Man kann dies auf die Anordnung des hl. Benedikt zurückführen, besonders Fremden und Pilgern alle Ehre zu erweisen und sie wie Christus aufzunehmen.[33]

Das Mönchtum der westlichen Kirche wurde stark von irischen Missionaren beeinflusst und geprägt.[34] Der in Irland geborene hl. Columban (543-615 n. Chr.) kam nach erfolgreichem Wirken in Irland als Missionar in die Vogesen und baute dort unter königlichem Schutz

---

[26] vgl. Balz, H., a. a. O., S. 1172 f
[27] vgl. Murken, A., a. a. O., S. 13
[28] vgl. Stoddard, S., Leben bis zuletzt, Die Hospiz-Bewegung; ein anderer Umgang mit Sterbenden, München, 1989, S.18
[29] vgl. Angenendt, A., a. a. O., S. 548
[30] vgl. Hawel, P., Das Mönchtum im Abendland, Freiburg,1993, S. 46 ff
[31] vgl. Seidler, E., a. a. O., S. 88
[32] ebenda
[33] vgl. Angenendt, A., a. a. O., S. 591
[34] ebenda S. 39

mehrere Klöster, in denen Hospize für Gäste und Arme eingerichtet wurden. Der Vollständigkeit halber sei erwähnt, dass Columban seine Klosteranlagen durch eigene Brauereien ergänzte und so den Grundstein für spätere Klosterbrauereien schuf.

Hawel führt an, dass die Eigenart der irischen Bußtätigkeit und der Beweggrund für die Pilgertätigkeit von Generationen irischer Mönche und Nonnen über viele Jahrhunderte hinweg in der vollkommenen Hingabe zu Christus zu sehen ist. Auf ihrer Wanderschaft, die sie nach Jerusalem, Kiew und durch Spanien führte, errichteten sie an ausgeprägten Standorten Hospize.[35]

Murken, der sich intensiv mit der Entwicklung der Hospitäler auseinandergesetzt hat, berichtet über weitere Klosterbauten im Zusammenhang mit Hospizen. Er erwähnt das Hospital S. Johannis in Jerusalem, erbaut von italienischen Kaufleuten um 600 n. Chr. auf den Mauerresten eines schon älteren Hospizes, ebenso wie „...ein an der Grabeskirche gelegenes Marien-Kloster mit einem Pilger-Hospiz...“[36].

200 Jahre später entwickelten die Benediktiner im Klosterplan von St. Gallen (820 n. Chr.) die Idealform eines Klosters. Neben dem völlig abgetrennten Bereich der Mönche wurden Einrichtungen wie Gästehaus, Hospiz, Schule und Abtei neben der Kirche, und zusätzlich im Osten ein eigener Bereich der Fürsorge für Verstorbene geplant. Der Grundriss wurde nie realisiert und konnte erst, nachdem er lange Zeit verschollen war, 1704 veröffentlicht werden.[37]

2.2.2 Klostermedizin im mittleren und ausgehenden Mittelalter

Das Edikt von Clermont (1130) und die Beschlüsse des anschließenden Konzils von Tours (1163) untersagten den Mönchen jegliche ärztliche Tätigkeit und leiteten damit das Ende der Mönchsmedizin ein.[38] Das Interesse junger Männer an kirchlichen Gemeinschaften war dennoch so groß, dass zahlreiche neue Ordensgemeinschaften gegründet wurden, die sich nunmehr ausschließlich der Krankenfürsorge widmeten. Seidler fasst sie in drei große Gruppen zusammen, die im Mittelalter, aufgrund ihres pflegerischen Schwerpunkts, „Hospitaliter“ genannt wurden und sich in die *geistlichen Orden*, die *Ritterorden* und die *weltlichen Orden* aufteilten.

---

[35] vgl. Hawel, P., a. a. O., S 102 ff
[36] vgl. Murken, A., a. a. O., S. 15
[37] vgl. Angenendt, A., a. a. O., 168 f
[38] vgl. Eckart, W., Geschichte der Medizin, Berlin, 1998, 3. überarb. Aufl., S. 105

Zu den geistlichen Orden, in der Tradition von Benedikt von Nursia, gehörte der Franziskanerorden, dessen Begründer Franziskus von Assisi (1181-1226) anordnete, dass die Pflege von Kranken so durchgeführt werden muss, wie man es sich für sich selber wünsche.[39]

Es ist in diesem Zusammenhang auch Dominikus (1170-1221), der Begründer der Dominikaner, zu erwähnen, der im Jahre 1217 in Paris ein Hospiz dem hl. Jakobus weihte.[40]

Seit Anfang des 11. Jh. betreuten die Brüder des Hospitals vom heiligen Johannes wandernde Pilger, Sterbende und Kranke entlang der großen Kreuzzugstrassen und pflegten in ihrem Krankenhaus in Jerusalem mehr als 2000 Menschen.[41] Während der Kreuzzüge wechselten sie den Namenspatron – von Johannes Eleemon zu Johannes der Evangelist – und nannten sich fortan Johanniter.[42] Als die Mönche nach dem Fall von Akkon (1291) Jerusalem verlassen mussten, ließen sie sich auf Rhodos nieder und bauten dort eine große Hospitalanlage, die jedoch nicht für Pilger bestimmt war, da diese im Hospiz St. Katharina aufgenommen wurden.[43]

Der Begriff Hospiz als Bezeichnung von Herbergen für Pilger und Sterbende, wird in der Literatur nicht einheitlich verwendet. Hawel bezeichnet ein, um 1540 in Italien errichtetes Haus der Somasker, in dem Waisenkinder unterrichtet und versorgt wurden, als Hospiz und weicht damit von der ursprünglichen und eigentlichen Bedeutung ab.[44]
Die aufstrebende Ordensbewegung wurde durch die Reformation, maßgeblich durch Martin Luther (1483-1546), gestoppt, da in vielen Ländern die Klöster und damit auch die angeschlossenen Hospize geschlossen wurden.[45] Im Zuge der Gegenreformation wurden neue katholische Ordensgemeinschaften aufgebaut, die die Entwicklung der Krankenpflege erneut beeinflussten

Im 16. Jh. sind Johannes von Gott, als Gründer des Ordens der Barmherzigen Brüder, und Vinzenz von Paul, Gründer des Ordens der Vinzentinerinnen, wegweisend für die Pflege Kranker und Sterbender zu erwähnen. Vinzenz von Paul eröffnete in Frankreich Hospize für

---

[39] vgl. Seidler, E., a. a. O., S. 114 f
[40] vgl. Hawel, P., a. a. O., S. 352
[41] vgl. Angenendt, A., a. a. O., S. 592
[42] vgl. Seidler, E., a.a.O., S. 115
[43] vgl. Ballestrem, C. W. von, Die Hospitalität des Ordens, in: Wienand, A. (Hg.), Der Johanniterorden – Der Malteserorden. Der ritterliche Orden des hl. Johannes vom Spital zu Jerusalem. Seine Geschichte, seine Aufgaben, Köln, 1988, S. 257 ff
[44] vgl. Hawel, P., a. a. O., S. 402
[45] ebenda S. 39

Galeerensklaven und Pestkranke.[46] Die Barmherzigen Brüder, heute an vielen Orten in Medizin und Krankenpflege tätig, betreiben seit 1991 in München eine Palliativstation, und verwirklichen so das Leitmotiv ihres Gründers.

Die Hospitäler des 16. und 17. Jh. nahmen alle Hilfsbedürftigen auf und waren daher für die Versorgung der Bevölkerung bald nicht mehr ausreichend. Im „Hôtel – Dieu" in Paris, aber auch in den Hospitälern von Rom, Neapel und London waren jeweils mehrere tausend Menschen untergebracht. Einzelne Städte verfügten daher, dass Siechende, die ihren Lebensunterhalt noch mit Betteln verdienen könnten, nicht aufgenommen werden dürften.

Die Klöster in England wurden geschlossen, die Orden lösten sich auf, so dass viele Menschen ohne angemessene Hilfe blieben. In ihrer Not wandten sich Londoner Bürger vergeblich an König Heinrich VIII., ein Haus zur Versorgung Hilfloser zu errichten, die dort liebevoll umsorgt und gepflegt werden könnten. Diese Einrichtung sollte nicht der Wiederherstellung der Gesundheit dienen, sondern vielmehr ein Ort der Gastfreundschaft sein.[47]

Die mittelalterlichen Hospitäler, die als Weiterentwicklung der „Xenodochien" angesehen werden können, waren ebenso überfüllte Anlaufstätten für alle Hilfsbedürftigen. In Frankreich veranlasste dies Ludwig XIV. zu drastischen Maßnahmen, die teilweise auch in Deutschland übernommen wurden. Er verfügte im Edikt von 1656, dass im Pariser „Hôpital général" Menschen mit chronischen Erkrankungen, Pfründner und aus der Gesellschaft ausgestoßene Personen aufzunehmen seien, und lediglich das „Hôtel – Dieu" akut erkrankten Menschen wäre. Ludwig XV. ließ zusätzlich „Arbeitshäuser" einrichten, die aber, ebenso wie die „Zucht- und Tollhäuser" für geistig Kranke, die Problematik nicht verringern konnten.[48]

Die Differenzierung der Hospitäler entwickelte sich zwangsläufig durch die Entstehung größerer Städte, durch die sich die Kluft zwischen armen und reichen Menschen vergrößerte. Eckart unterscheidet zwischen Allgemeinen- und Hauptspitälern, Armen- und Seelhäusern (für arme und unverheiratete Frauen, Anm. d. Verf.), Blatter- und Franzosenhäusern (für Menschen, die an Pocken oder Syphilis erkrankt waren, Anm. d.

---

[46] vgl. Cachandt, R., Erkundigungen zur Hospizbewegung in Deutschland, in: Loewy, E., Gronemeyer, R. (Hg.), Dokumentation des ersten Gießener Symposiums vom 10. bis 12. Dezember 1999 zum Thema: Die Hospizbewegung im internationalen Vergleich, Gießen, 2000, S. 123
[47] vgl. Stoddard, S., a. a. O., S. 56
[48] vgl. Seidler, E., a. a. O. S. 153

Verf.) sowie Leprosenhäusern.[49] Diese waren für amtlich bestätigte, an Aussatz erkrankte Menschen, die nach einer Totenmesse dorthin verbracht wurden, die letzte Heimat.[50] Der Begriff „Hospiz", der im Zusammenhang mit Hospitälern vielfach verwendet wird, kann nach Eckarts Auffassung nur für Fremden – und Pilgerspitäler, angewandt werden.[51]

2.3 Tod und Sterben im Mittelalter

Das Mittelalter war geprägt durch ein Massensterben während der Kreuzzüge und aber auch durch viele Infektionskrankheiten. Die Pest, forderte zusammen mit anderen Krankheiten, wie z.B. Lepra oder Masern, Millionen von Toten.[52] Nach der ersten großen Pestwelle im 6. Jh. wurden die Menschen im 14. Jh. unerwartet von einer zweiten Epidemie heimgesucht, die von den Menschen als Strafe Gottes angesehen wurde. Die Ansteckungsgefahr war hoch und Sterben fand in der Öffentlichkeit statt, da die Menschen aufgrund ihrer Lebenssituation selten alleine waren.[53] Die Sterblichkeit war, überdies auch bei Ordensangehörigen, hierdurch größer als bei „Eremiten" und zwangsläufig forderte die Pest auch im städtischen Bereich mehr Opfer als auf dem Land.[54]

Tod und Sterben waren durch die zahlreichen Infektionserkrankungen allgegenwärtig, so dass die Menschen sich fortwährend mit der Thematik auseinander setzen mussten. Selbst einfache Entzündungen, Schwangerschaften und vor allem Geburten bedeuteten eine große Gefahr für das Leben.[55] Furchterregende Volkspredigten der Bettelorden im 15. Jh. führten bald zu einer weiteren Ausweitung des Todesgedankens. Sterben war für die Menschen mit Ängsten und Schrecken verbunden, denn das tägliche Leben wurde durch die Erfahrung der Vergänglichkeit und durch Ängste vor möglichen Höllenqualen bestimmt.[56]

Elias sagt, dass „...das Sterben oft schmerzhafter, die Schuldangst vor der Strafe nach dem Tode unverdeckter, aber *auch* die Mitbeteiligung anderer am Sterben des Einzelnen..."[57] größer war als in der heutigen Zeit. Nassehi führt die Verzweiflung der Welt auf „...die schrille Omnipräsenz von Totengeläut, Sterbeprozessionen und sozialen Katastrophen durch die Auflösung tradierter Strukturen..."[58] zurück.

---

[49] vgl. Eckart ‚W., Geschichte der Medizin, Berlin usw., 1990, S. 127
[50] vgl. Seidler, E., a. a. O., S. 121
[51] vgl. Eckart, W., 1990, ebenda
[52] vgl. Ohler, N., Sterben und Tod im Mittelalter, München, 1990, S. 21 ff
[53] vgl. Elias, N., Über die Einsamkeit der Sterbenden in unseren Tagen, Frankfurt/Main, 1982, S. 30
[54] vgl. Ohler, N., a. a. O., S. 24
[55] vgl. Seitz, O., Seitz, D., Die moderne Hospizbewegung in Deutschland auf dem Weg ins öffentliche Bewusstsein, Herbolzheim, 2002, s. 24
[56] vgl. Nassehi, A., Weber, G., Tod, Modernität und Gesellschaft, Opladen, 1989, S. 114
[57] vgl. Elias, N., a. a. O., S. 28
[58] vgl. Nassehi, A., a. a. O., S. 115

Die Menschen flüchteten aus den Städten und ließen ihre sterbenden Angehörigen allein. Viele Seelsorger kamen ihrer Aufgabe, Sterbenden Beistand zu leisten, nicht mehr nach und entflohen wegen der Seuche und der damit verbundenen Ansteckungsgefahr, so dass die Erkrankten sich selbst überlassen blieben.[59] Martin Luther schrieb dazu: „Ja, es kann kein Nachbar vom andern fliehen, wo sonst nicht (Menschen) sind, die die Kranken an ihrer Statt versorgen und pflegen können."[60]

Das Leben wurde bestimmt durch Seuchen, heilige Kriege und Armut. Selbst die moralische Kraft der Kirche war nur mühsam durch die Gewalt der heiligen Inquisition aufrechtzuerhalten. Es verbreitete sich ein Nihilismus, der jede Hoffnung auf Auferstehung und eine positive Veränderung nach dem Tode auslöschte.

Mit Beginn der Renaissance setzte sich ein neues Lebensgefühl durch, das das „memento mori" durch ein „memento vivere" ersetzte. In der Wiederentdeckung der Antike begann der Mensch sich auf das Diesseits zu besinnen und sein Seelenheil in der „Ars moriendi", der Kunst des Sterbens, zu suchen.[61] Das von Johannes Gerson (1363 – 1429) verfasste, bebilderte Lehrbuch „Ars moriendi", sollte den Menschen als Unterweisung bei der Vorbereitung auf ihren Tod dienen, beinhaltete aber auch Hinweise zur Sterbebegleitung.[62] Das irdische Leben wurde als Vorbereitung auf das Leben im Jenseits angesehen, und die „Ars moriendi" sollte ein möglichst gutes Bestehen beim Jüngsten Gericht ermöglichen.

In dem Werk demonstrieren 11 Holzschnittzeichnungen auf 24 Blättern drastisch die Versuchungen des Teufels, aber auch die Hilfen durch die himmlischen Mächte.[63] Für die Menschen sind hier die heilige Jungfrau und der gekreuzigte Christus allgegenwärtig und es wird einprägsam gezeigt, wie im Augenblick des Todes, Gott die Leiden der Betroffenen beendet.[64] Imhof stellt fest, dass die Bilder ihren Zweck erfüllten, und das Sterben für zahlreiche Menschen den Schrecken verlor. „Sie hatten rechtzeitig gelernt, zu sterben...."[65]. Erstmals wird in der „Ars moriendi" die Notwendigkeit eines Sterbehelfers, der im Sterbeprozess dem Sterbenden beistehen soll, angesprochen. Es ist bemerkenswert, dass eine neutrale Person, nach Möglichkeit ein Laie, den Sterbenden während des Sterbeprozesses begleiten sollte, da man der Ansicht war, dass vor allem Blutsverwandte

---

[59] vgl. Imhof, A., >>Sis Humilis !<<– Die Kunst des Lebens als Grundlage für ein besseres Sterben, Wien, 1992, S. 9
[60] vgl. Aland, K., Martin Luther: Kirche und Gemeinde – Ob man vor dem Sterben fliehen möge -, in: Aland, K. (Hg.), Luther Deutsch, Die Werke Martin Luthers in neuer Auswahl für die Gegenwart, Göttingen 1983, Dritte durchgesehene Auflage, Band 6, S. 228 ff
[61] vgl. Nassehi, A., a.a.O., S. 116
[62] vgl. Weiß, W., Im Sterben nicht allein: Hospiz; ein Handbuch für Angehörige und Gemeinden, Berlin, 1999, S. 88
[63] vgl. Angenendt, A., a.a.O., S. 664
[64] vgl. Ariès, P., Geschichte des Todes, München, 2005, 11. Auflage, S. 139
[65] vgl. Imhof, A., Ars moriendi: Die Kunst des Sterbens einst und heute, Wien,1991, S. 38

sich mehr um das Erbe als um den Sterbenden kümmern würden.[66] Hier ist eine Parallele zur heutigen Hospizarbeit festzustellen. Der Hospizhelfer kümmert sich aus humanen und christlichen Motiven heraus um den Sterbenden, wirkt als „neutrales Element" in der Familie und kann daher oftmals Schwierigkeiten unter den Angehörigen ausgleichen.

Das Massensterben zeigte große Auswirkungen auf das Verhalten der Bevölkerung. Der Tod im Hochmittelalter und in der Renaissance kann daher als Scheidepunkt und außergewöhnlicher Augenblick angesehen werden. Der Sterbende trug nun mit seiner Familie die Verantwortung für seinen Tod und hatte die Aufgabe, den Tod zu erleiden.[67]

Angst vor einer Bestrafung nach dem Tod, aber auch Angst um das Seelenheil waren Beweggründe für die einfachen Menschen, intensiv zu beten und ihre Sünden zu bereuen. Testamente stiegen um ein Vielfaches an, denn die Aussage Jesu, dass „…ein Reicher…nur schwer in das Himmelreich kommen" wird (Mt 19,23), beeinflusste das Handeln der Menschen. Außerdem vermehrten sich Bruderschaften, und Fürsten erhofften sich Vergebung durch die Einrichtung von Stiftungen für Klöster und Kirchen.[68]

Tod und Sterben wurden nun ein Teil des Lebens, und die Menschen machten sich keine übertriebenen Vorstellungen vom Ende oder dem Jenseits. Sie erwarteten den Tod üblicherweise auf dem Krankenbett, da das Bett „…der unvordenklich alte Ort des Todes" [69] war. Die Menschen fürchteten, plötzlich und unvorbereitet zu sterben, weil ihnen die außergewöhnliche „mors improvisa", der plötzliche Tod, keine Zeit für den erwarteten Todeskampf ließ und zudem als sündhafter Tod angesehen wurde.[70]

Sterben blieb öffentlich, so dass das Sterbezimmer meist überfüllt von Besuchern war. Ariès folgert aus Texten und Bildern, dass der Sterbende, den Tod vor Augen, die Umstehenden nicht wahrgenommen habe, da er sich den überirdischen Wesen, die sich an seinem Kopfende versammelt hatten, zuwenden musste.[71]

Ab Mitte des 18. Jh. breiteten sich unter der Bevölkerung Zweifel an den bisherigen Glaubensvorstellungen und einem möglichen Weiterleben nach dem Tode aus. Es sind nun reduktive Tendenzen durch einfachere Totenmessen und einer Abnahme der Stiftungen für

---

[66] vgl. Angenendt, A., a. a. O., S. 664
[67] vgl. Barloewen, C. von u.a., a. a. O., S. 109
[68] vgl. Angenendt, A., a. a. O., S. 663
[69] vgl. Ariès, P., a. a. O., S. 138
[70] vgl. Fest, J., Der tanzende Tod, Lübeck, 1986
[71] ebenda

Arme feststellbar. Zudem wurde der Einfluss des Staates größer, denn Tod und Sterben wurden staatlichen Regelungen unterworfen.[72]

Es ist bemerkenswert, dass sich traditionelle christliche Gruppierungen sowie die Einflüsse der Romantik gegen die nüchterne Haltung der Aufklärung stellten und sich ein, für heutige Begriffe, sentimentaler Totenkult im Bürgertum entwickelte. Durch Veränderungen in Wissenschaft, Technik und Ökonomie wurden diese Strömungen jedoch reduziert und zogen sich auf künstlerische Bereiche oder Friedhöfe zurück.[73]

2.4 Tod und Sterben im 19. und 20. Jahrhundert

Die wichtigste Sozialform des ausgehenden 18. und 19. Jh. war die Familie, aus der sich eine bürgerliche Sterbekultur entwickelte. Die „ideale" Familie, die aus den Eltern und wenigen Kindern bestand, schloss die Verwandtschaft und das Gesinde aus. Diese neue Form des Zusammenlebens beinhaltete den Wunsch nach einem vertrauten Zuhause, das der Familie Schutz bot. Die Liebe wurde als das Fundament der Familie angesehen und bezog nur die engsten Familienangehörigen mit ein.

Der Umgang mit Tod und Sterben veränderte sich. Nach der Einsicht, dass alle Menschen sterben müssen und dem Aufbau einer besonderen Beziehung zum eigenen Tod, trat nun der Tod eines anderen, des geliebten Menschen, in den Mittelpunkt.[74] Eine Trennung vom geliebten Menschen war fortan kaum erträglich, denn „...es ist das bare Leid, wenn der Tote dein gewesen."[75] Das Sterbezeremoniell fand im privaten Rahmen statt, wobei sich die Aufmerksamkeit auf das Abschiednehmen und die Trauer der Angehörigen konzentrierte.

Der Tod wurde nicht mehr als Bedrohung empfunden, und die Menschen verherrlichten ihn. Sie sehnten ihn herbei, glaubten nicht mehr an den Untergang in der Hölle, und fühlten sich frei von Schuldgefühlen und Ängsten. Die physische Trennung wurde mehr als das Sterben als solches beklagt. Der Tod hatte nichts mehr bedrohliches, er wurde herbei gesehnt und verherrlicht. Mit der neuen Einstellung zum Tod veränderte sich das Verhalten am Sterbebett. Spontane Gefühlsausbrüche im Sterbezimmer oder während der Trauerzeit als Ausdruck starker Bindungen zum Verstorbenen hoben die Schranken verdrängter Pathetik auf.[76]

---

[72] vgl. Feldmann, K., Sterben und Tod – Sozialwisssenschaftliche Theorien und Forschungsergebnisse, Opladen, 1997, S. 26
[73] vgl. Feldmann, K., a. a. O., S. 26
[74] vgl. Ariès, P., a. a. O., 2005, S. 783
[75] vgl. Kierkegaard, S., Drei Reden bei gedachten Gelegenheiten 1845, Düsseldorf, 1964, S. 177
[76] vgl. Ariès, P., a. a. O., 2005, S. 784

Fischer führt das veränderte Trauerverhalten darauf zurück, dass für die Menschen die Wiedervereinigung mit ihren Angehörigen von größerer Bedeutung war als die Wiedervereinigung mit Gott. Die traditionelle christliche Eschatologie, deren Kernpunkt die leibliche Auferstehung ist, und die in der röm.-kath. Kirche, mit ihrer Doktrin von Fegfeuer und Hölle das Mittelalter beeinflusste, büßte ihre Überzeugungskraft ein. Fischer betont in diesem Zusammenhang, dass sich „...der ständisch-theozentrische organisierte Himmel des 16. und 17. Jahrhunderts...zum bürgerlich-anthropozentrischen Himmel des 18. und 19. Jahrhunderts gewandelt...“[77] hat. Die Veränderung der Weltanschauung, in der nicht mehr Gott, sondern der Mensch, als das Zentrum der Welt angesehen wurde, beherrschte ab Mitte des 19. Jh. auch den Umgang mit Tod und Sterben. Der Einfluss von Kirche und Familie wurde zu Gunsten bürokratischer Regelungen, ähnlich wie im 18. Jh., und einer zunehmenden Professionalität der Ärzte und Pflegekräfte abgeschwächt.[78]

Ohler ist der Ansicht, dass die Herausforderungen des Mittelalters unsere heutige Diskussion um Sterben und Tod bereichern könnten. Damals starb der Mensch im Beisein derer, die mit ihm gelebt haben und wurde von ihnen bis zum Ende begleitet. „...man (ließ) ihn gerade dann mitmenschliche Nähe spüren, wenn er seine Mitmenschen für immer verlassen musste.“[79] Heute wird die Einbeziehung der Angehörigen und Nachbarschaft in den Sterbeprozess immer wichtiger, und von der Hospizbewegung gefordert und forciert, damit Sterbebegleitung wieder persönlicher und familiärer wird.

Hatte man bis Mitte des 19. Jh. dem Schwerkranken seinen Zustand nicht verheimlicht, um ihm die Regelung seiner letzten Dinge zu ermöglichen, so wurde er nun zunehmend gegen die Wahrheit abgeschirmt. Ariès stellt das Verschweigen der Wahrheit als Liebe zum „Anderen“ dar, den man nicht verletzen möchte. Es war zwar unbestritten, dass der Sterbende ein Recht auf Wahrheit hat, jedoch weigerte man sich, dem geliebten Menschen die traurige Nachricht zu überbringen, da die Menschen dadurch eine Verschlechterung des Zustandes bzw. einen vorschnellen Tod des Kranken befürchteten. Die Verfasserin ist der Meinung, dass Angehörige außerdem sich selbst schützen wollten, um sich als Überbringer einer schlechten Nachricht nicht in Misskredit zu bringen. Um sich der Aufgabe entziehen zu können, wurde die Aufklärung oftmals einem Priester überlassen, da dessen Ankunft im Sterbezimmer für den Sterbenden als Zeichen des nahen Endes galt und so keiner Erklärung bedurfte.[80]

---

[77] vgl. Fischer, M., Ein Sarg und nur ein Leichenkleid, Paderborn, 2004, S. 54
[78] ebenda
[79] vgl. Ohler, N., a. a. O., S. 277
[80] vgl. Ariès, P., a. a. O., 2005, S. 718

Zu Beginn des 20. Jh. wurde Sterben der Öffentlichkeit entzogen, und der Sterbende wurde zu Hause gegen „...linkische Mitleidsbekundungen, indiskrete Neugier..."[81] von der Öffentlichkeit abgeschirmt.

Die Entwicklungen der Neuzeit in Bezug auf Wohlbefinden, Intimität und Hygiene führten zunehmend zu einer Ausgrenzung der Sterbenden in die Krankenhäuser. Gesellschaftliche Veränderungen und der Glauben an den technischen Fortschritt förderten außerdem die zunehmende Vernachlässigung Sterbender in der ersten Hälfte des 20 Jh.[82]

2.5 Wesentliche Entwicklungen der Krankenpflege vom 18. Jahrhundert bis zum 21. Jahrhundert

In der zweiten Hälfte des 18. Jh. wurde die Krankenpflege durch den Bau großer Krankenanstalten grundlegend verändert. Zu erwähnen ist das Wiener Allgemeine Krankenhaus, errichtet von Kaiser Joseph II. im Jahre 1784, das mit 2000 Betten eine Krankenabteilung, ein Siechenhaus für unheilbar Kranke, ein Findelhaus, eine Gebäranstalt und einen Narrenturm vorhielt.[83]

Hawel sieht die Säkularisation in der zweiten Hälfte des 18. Jh., die für das Ordensleben zu weit reichenden negativen Konsequenzen geführt hat, als Ausdruck der neuen Epoche „Aufklärung". 1773 hob Papst Klemens XIV. den Orden der Jesuiten auf, 1781 ordnete Kaiser Joseph II. die Schließung aller kontemplativen Klöster an und erklärte ihr Hab und Gut zum Nationaleigentum. Nach dem Reichstag zu Regensburg 1803 wurden in Deutschland die Fürsten ermächtigt, als Ersatz für die verlorenen linksrheinischen Gebiete, alle Klöster aufzulösen und sie ihrem Staat einzuverleiben.[84]

Die zunehmende Industrialisierung im 19. Jh. beeinflusste die soziale Entwicklung, da die Menschen wegen der besseren Arbeitsbedingungen vom Land in die Stadt flüchteten. Die bisher vorhandenen Familien- und Arbeitsstrukturen wurden destabilisiert, und die Migration führte zur Verelendung von Teilen der Landbevölkerung, die nun vermehrt staatliche und kirchliche Hilfe beanspruchten.[85] Das „Christliche Hospiz" wurde für Arbeits- und

---

[81] vgl. Ariès, P., a. a. O., 2005, S. 729
[82] vgl. Klaschik, E., Was ist Palliativmedizin? in: Husebø, S. u.a., Palliativmedizin, Berlin, 2003, S. 2
[83] vgl. Seidler ,E., a. a. O., S. 167
[84] vgl. Hawel, P., a. a. O., S. 442
[85] vgl. Käppeli, S., Vom Glaubenswerk zur Pflegewissenschaft, Geschichte des Mit-Leidens in der christlichen, jüdischen und freiberuflichen Krankenpflege, Bern, 2004, S. 101

Ausbildungssuchende Menschen als gemeinnützige soziale Einrichtung aufgebaut, wobei die Bezeichnung Hospiz diese Häuser bewusst von Gasthöfen und Hotels abgrenzen sollte.[86]

Im 19. Jh. blühten die katholischen Pflegegemeinschaften und die evangelische Diakonie auf. Das katholische und evangelische Mutterhaussystem galt als gesellschaftlich akzeptierte Möglichkeit, ohne in einen Orden eintreten zu müssen, humanitär tätig sein zu können. In Deutschland wurden drei weibliche katholische Ordensgemeinschaften, die zu den Barmherzigen Schwestern zu rechnen sind, richtungweisend. Wegweisend für die evangelische Diakonie war das Wirken von Pfarrer Theodor Fliedner (1800 – 1864), der die erste geschlossene Pflegegemeinschaft, die hauptsächlich mittellose und sterbende Patienten aufnahm, in Kaiserswerth gründete, und sich außerdem um die Verbreitung der christlichen Ethik bemühte.[87]

Die Krankenpflege des ausgehenden 19. Jh. und beginnenden 20. Jh. wurde in England durch Florence Nightingale (1820 - 1910), und in Deutschland durch Agnes Karll (1868 – 1927) maßgebend geprägt. Florence Nightingale reformierte das englische Heeres-Sanitätswesen, pflegte im Krimkrieg verwundete Soldaten und brachte die englische Krankenpflege auf einen sozial anerkannten Stand. Agnes Karll gründete 1903 die „Berufsorganisation der Krankenpflegerinnen Deutschlands" und setzte sich für eine sachgemäße Ausbildung ein. Sie reformierte die Krankenpflege und sicherte Pflegerinnen erstmals sozial ab.

Jean Henry Dunant (1828 – 1910) gilt als Begründer des Roten Kreuzes und erhielt für seine Leistungen 1901 den ersten Friedens-Nobelpreis. Seine Ideen von konzertierten Hilfsaktionen für Verwundete, und die Schaffung der Neutralität der Helfer während des Krieges, wurden von Gustave Moynier aufgenommen, so dass am 22. August 1864 die erste „Genfer Konvention" unterzeichnet werden konnte. Das Rote Kreuz war bald international tätig und setzte durch sein Mutterhaussystem Zeichen in der Krankenpflege.[88]

Im ersten Weltkrieg beanspruchte das Rote Kreuz die Ausübung der Kriegskrankenpflege für sich und erschwerte damit die Ausübung der freiberuflichen Krankenpflege. Nach dem Krieg wurde die Arbeitszeit der Pflegekräfte auf 60 Stunden in der Woche festgelegt und eine generelle Sozialversicherungspflicht eingeführt, was jedoch eine berufspolitische Zersplitterung nicht verhindern konnte.[89]

---

[86] vgl. Seitz, O., a. a. O., S. 41
[87] Seidler, E., a. a. O., 209 ff
[88] ebenda S. 218 ff
[89] ebenda S. 237 ff

Im dritten Reich veränderte sich das Bild der Krankenpflege, die nun nicht mehr von den Staatsideologien getrennt werden konnte. Die Tatsache, dass Ärzte und Pflegende aktiv an der Euthanasie beteiligt waren, bestimmt heute wesentlich die Debatte um Zulassung einer aktiven Sterbehilfe.[90]

Nach dem 2. Weltkrieg wurde die Krankenpflege hauptsächlich von Ordensangehörigen durchgeführt. Erstmals wurde nach der Reform der Ausbildung 1985 Wert auf verschiedene Pflegemodelle und eine veränderte Einstellung zum Patienten hin zum Partner gelegt. Der Umgang mit Sterbenden war jedoch nicht expliziter Bestandteil der Ausbildung. Erst mit Verabschiedung der neuen Ausbildungs- und Prüfungsordnung 2004 wurde ein Einsatz der Auszubildenden in Palliativstationen oder Hospizeinrichtungen verpflichtend.[91]

3. Hospiz – Inseln der Humanität

Heute verbinden die meisten Menschen mit dem Begriff Hospiz eine christliche Stätte, in der Sterbende wohnen und bis zum Tod gepflegt werden. Hospiz leitet sich aus dem lateinischen hospes – Fremdling als Gast – und hospitium – Gastfreundschaft ab[92] und wird so beschrieben:

> *„Ein von Mönchen in unwegsamen Gegenden oder an*
> *Wallfahrtskirchen errichtetes Gebäude zur Übernachtung."[93]*

Hospiz bezeichnet heute nicht nur eine Institution sondern vor allem ein flexibles Konzept zur menschenwürdigen Begleitung Schwerkranker und Sterbender. Die Hospizbewegung schuf eine neue Kultur im Umgang mit Schwerstkranken und Sterbenden.

Dr. Cicely Saunders und Dr. Elisabeth Kübler-Ross hatten maßgeblichen Anteil an der weltweiten Entwicklung der Hospizbewegung und der sie begleitenden Auseinandersetzung mit Tod und Sterben.

3.1 Pionierinnen der Hospizarbeit

Mary Aickenhead, die Begründerin des irischen Ordens „Irish Sisters of Charity" und eine Weggefährtin von Florence Nightingale, eröffnete 1879 in Dublin das „Our Lady`s Hospice" zur Pflege sterbender Menschen. Aickenhead nannte ihr Haus „Hospice", da sie Sterben als

---

[90] ebenda S. 254
[91] ebenda S. 267
[92] vgl. Georges, H., Lateinisch-Deutsches Schulwörterbuch, Hannover, 1900, S. 347
[93] vgl. Der große Brockhaus, Fünfter Band, Wiesbaden, 1955, S. 556

Durchgang in die Ewigkeit ansah und es mit einer Pilgerreise ins Heilige Land verglich. In London wurden 1893 das St. Luke`s Heim für sterbende Arme und 1905 das „St. Joseph´s Hospice" als zweites Haus der irischen Schwestern eröffnet.[94]

Die Hospizbewegung der Neuzeit ist im wesentlichen Dame Dr. Cicely Saunders und Dr. Elisabeth Kübler-Ross zu verdanken, die daher beide zu Recht als die Pionierinnen der Hospizbewegung bezeichnet werden.

3.1.1 Dame Dr. Cicely Saunders

Cicely Saunders wurde 1918 geboren, studierte nach einer Ausbildung zur Krankenschwester Politik und Philosophie und war anschließend als Sozialarbeiterin im Londoner St. Thomas Krankenhaus tätig. Die ursprüngliche Agnostikerin konvertierte zum Christentum, und fand bald ihre Berufung in der Begleitung schwerstkranker und sterbender Menschen. Im Winter 1947/1948 begegnete ihr im Krankenhaus der Patient David Tasma, ein Überlebender des Warschauer Gettos, dessen Schicksal sie sehr beeindruckte. Es baute sich ein tiefes Vertrauensverhältnis auf, in dem sie gemeinsam von einem Ort träumten, an dem Schwerstkranke friedlich und in Würde sterben können. David Tasma vererbte Cicely Saunders 500 Pfund, um ein „…Fenster in ihrem künftigen Heim für Sterbende…"[95] zu sein und legte damit die finanzielle Grundlage für das spätere St. Christopher´s Hospice in London.[96]

Mit 33 Jahren studierte Cicely Saunders Medizin und bekam einen Forschungsauftrag zum Thema Schmerz. Nach dem Tod ihres Freundes Antoni Michniewicz verdichteten sich ihre Pläne für ein eigenes Hospiz, und sie entwickelte ein Konzept „…in dem medizinische, pflegerische, spirituelle, soziale und psychologische Betreuung einander ergänzen."[97]
Nach Jahren harter Arbeit eröffnete sie 1967 in London das „St. Christopher`s Hospice". Saunders nannte ihre Einrichtung bewusst Hospiz, denn die Menschen sollten dort, wie in den früheren Herbergen, auf ihrem letzten Weg Unterkunft, Zuwendung und Fürsorge erhalten. Sie schuf damit eine Institution für schwerstkranke und sterbende Menschen, die das Recht auf ein Leben bis zuletzt verdeutlichen sollte. Die neue Haltung gegenüber Sterbenden wurde von vielen englischen Ärzten kritisiert und fand erst 1987 die volle Anerkennung, als Palliativmedizin in England als eigene Fachrichtung bestätigt wurde. Es ist noch zu erwähnen, dass Dr. Cicely Saunders 1980 der Titel einer *Dame des British Empire*

---

[94] vgl. Weiß, W., a. a. O, S. 16
[95] vgl. Klaschik, E., Bausewein, C., Nachruf auf Dame Cicely Saunders, in: Zeitschrift für Palliativmedizin, Stuttgart, 6. Jahrgang, 3/2005, S. 77
[96] vgl. Buckingham, R., Hospiz – Sterbende menschlich begleiten, Freiburg, 1993, S. 31
[97] vgl. Weiß, W., a. a. O., S. 17

verliehen, und sie 1989 in den *Order of Merit*[98], aufgenommen wurde. Dame Dr. Saunders starb am 14. Juli 2005 in St. Christopher`s Hospice an Krebs.

Cicely Saunders ging es nicht um die Heilung der Patienten, sondern darum, ihnen ein ihrer Würde und ihren Wünschen entsprechendes Leben bis zuletzt, nach Möglichkeit zu Hause, zu ermöglichen. Dies ist realisierbar, wenn einerseits der Sterbende und seine Familie liebevoll betreut und andererseits eine konsequente Schmerztherapie und Symptomkontrolle durchgeführt werden.[99]

3.1.2 Dr. Elisabeth Kübler- Ross

Elisabeth Kübler-Ross wurde 1926 in der Schweiz geboren und war nach ihrem Medizinstudium als Landärztin tätig. Nach ihrer Heirat mit einem amerikanischen Arzt arbeitete sie ab 1957 in den USA und übernahm dort eine Professur. Ihr erstes Buch „Interview mit Sterbenden", das 1969 erschien, beeindruckte weltweit die Leser und öffnete das Thema Tod und Sterben, das bis dahin fast ausschließlich im Bereich der Seelsorge angesiedelt war. Ihre Einteilung des Sterbens in fünf Phasen, das sog. Fünf-Phasen-Modell – Leugnung, Zorn, Verhandeln, Depression, Akzeptanz - waren und sind noch immer Angehörigen, Betroffenen und Pflegepersonen eine große Hilfe im Umgang mit einer todbringenden Erkrankung.[100] Dr. Elisabeth Kübler-Ross starb 2004 nach jahrelangem Kampf an den Folgen eines Schlaganfalls. Bemerkenswert ist ihre Autobiografie, in der sie über das Jahr 1997 schrieb:

„Der Tod selbst ist eine wunderbare und positive Erfahrung, aber wenn der Vorgang des Sterbens sich so sehr in die Länge zieht wie bei mir, wird er zum Albtraum. Er zehrt an allen positiven Eigenschaften, besonders an Geduld, Ausdauer und Gleichmut."[101]

3.2 Entwicklung der Hospizbewegung in Deutschland

Die im 19. Jh. gegründeten Hospize wurden Anfang des 20. Jh. geschlossen. 1904 wurde der „Verband christlicher Hospize" zur Aufnahme Reisender und Pilger gegründet, der 1931 um 190 Mitglieder hatte, die 10500 Betten für Reisende anboten. Diese Hospize wurden im christlich-evangelischen Sinn als Gasthäuser geleitet, wobei der Reingewinn für Zwecke der evangelischen Liebestätigkeit verwendet wurde.[102] Viele Häuser wurden während des 2. Weltkrieges zerstört oder beschlagnahmt und es bestanden keine Verbindungen mehr zu

---

[98] Die höchste Auszeichnung in England
[99] vgl. Weiß, W., a. a. O., S. 18
[100] vgl. Arbeitsgemeinschaft Elisabeth Kübler-Ross: Elisabeth Kübler-Ross verstorben! 2004, Online im Internet: Online im Internet: http://www.hospiz.org/elisabethkr.htm [2006-08-28]
[101] vgl. Kübler-Ross, E., Das Rad des Lebens - Autobiographie, München, 2000, S. 356
[102] vgl. Der große Brockhaus, Fünfter Band, Wiesbaden, 1955, S. 556

ähnlichen Unterkünften in anderen Ländern. 1987 änderte der Verband seinen Namen in „Verband christlicher Hotels", um sich von den entstehenden Einrichtungen für Sterbende abzugrenzen.[103]

Die Hospizbewegung nach englischem Vorbild fasste trotz zahlreicher Aktivitäten erst Ende der achtziger Jahre Fuß in Deutschland, was mit der fehlenden Unterstützung von Politik, Kirchen und Wohlfahrtsverbänden begründet werden kann.[104]

Zum Verständnis der Entwicklung und zur besseren Darstellung der chronologischen Abläufe werden im Folgenden die einzelnen Schwerpunkte nach Jahreszahlen aufgelistet.[105]

1967   Nach einem Besuch im St. Christopher´s Hospice beschließen Mitarbeiter des Tübinger Paul-Lechler-Krankenhauses (Klinik f. Tropenmedizin und Innere Krankheiten, Anm. der V.), das Konzept der Schmerztherapie bei Schwerkranken zu übernehmen.

1969   Pater Reinhold Iblacker SJ trifft Cicely Saunders in ihrem Hospiz und ist tief beeindruckt von der Atmosphäre dieser Einrichtung.

1971   Der von Pater Iblacker gedrehte Film "Noch 16 Tage...eine Sterbeklinik in London", stößt auf größte Ablehnung in der Bevölkerung, die vor allem durch den Begriff "Sterbeklinik" abgeschreckt wird.

Das Ergebnis einer Umfrage des Bundesministeriums für Jugend, Familie und Gesundheit zur Notwendigkeit der Einrichtung von Hospizen, die sich an die Kirchen, Wohlfahrtsverbände und maßgebliche Persönlichkeiten richtete, war entmutigend. 92% der Befragten entschieden sich gegen den Bau von Sterbekliniken nach englischem Muster, da sie eine Gettoisierung der Sterbenden befürchteten.[106]

Die Verfasserin ist der Meinung, dass diese Ansicht durchaus diskussionswürdig ist, denn der ursprüngliche Gedanke von Cicely Saunders war, Sterbende bis zum Schluss zu Hause zu pflegen. Die Entwicklung zeigt, dass im Jahre 2006 145 stationäre Hospize angeboten werden und, auf Grund der demografischen Entwicklung, eine zunehmende Tendenz, die Pflege Schwerstkranker und Sterbende in bestehende Einrichtungen, wie z.B. Altenpflegeeinrichtungen, zu integrieren, besteht. Hier wird einer Gettoisierung vorgebeugt, denn Sterbende und rüstige alte

---

[103] vgl. Seitz, O., a.a.O., S. 41
[104] vgl. Weiß, W., a.a.O, S. 22
[105] Die Daten stammen größtenteils aus Weiß, W., a.a.O., S. 22 ff
[106] vgl. Weiß, W., a.a.O., S. 31

Menschen werden in derselben Einrichtung betreut. Die Implementierung von Palliative Care in ein Pflegeheim wird in der Projektarbeit der Verfasserin ausführlich erläutert.

1978   Prälat Paul Bocklet schreibt im Auftrag der katholischen Kirche in seinem Brief vom 30.06.1978 an das Bundesministerium:

„(...)Eine medizinische und pflegerische Betreuung, die es ausschließlich mit Sterbenden ohne Aussicht auf Genesung zu tun hat, bedeutet geradezu eine Verkehrung ärztlicher Aufgaben und Standespflichten. (...)Zusammenfassend möchten wir die...gestellte Frage... beantworten, daß wir die Einrichtung besonderer Sterbekliniken...ablehnen, weil solche Einrichtungen...das Sterben nicht menschenwürdiger, sondern unmenschlich machen."[107]

Das Diakonische Werk der EKD sprach sich auch gegen Hospize aus und trat dafür ein, „...daß der Ausbau für Hilfe von Sterbenden im Rahmen der bestehenden Einrichtungen bleibt."[108]

Trotz kontroverser Diskussionen entwickelte sich die Hospizarbeit in Deutschland beständig weiter, und die, von der Idee überzeugten, Menschen bewiesen einen zähen Willen und Durchhaltevermögen.

1983   Einrichtung einer Palliativ-Station an der Universitätsklinik Köln mit Schwerpunkt Schmerztherapie und psychische Betreuung.

1984   Gründung der Initiative „Sitzwache im Pflegeheim in Stuttgart und Umgebung, die mit Hilfe von Ehrenamtlichen eine menschenwürdige Sterbebegleitung in Altenheimen ermöglichen will.
Im gleichen Jahr wird von Prof. Dr. Johann-Christoph Student in Hannover die Arbeitsgruppe „Zu Hause sterben" gegründet. Prof. Student gilt aufgrund seiner Aufklärungsarbeit und Veröffentlichungen zum Thema als Wegbereiter der Hospizbewegung in Deutschland.

1985   Gründung der überkonfessionellen und weltanschaulich ungebundenen

---

[107] vgl. Bocklet, P., Prälat, Brief an das Oratorium des Heiligen Philipp Neri, zit. in: Seitz, O., u.a., a. a. O., S. 297
[108] vgl. Kries, K., von, Standpunkt des Diakonischen Werkes der EKD zum Thema „Sterbekliniken", zit. in: Seitz, O., u.a., a .a. O,. S. 291

Hospizinitiative OMEGA *Mit dem Sterben leben* durch Dr. Petra Muschaweck.

1986   Gründung des ersten Hospizes (in Anbindung an ein Altenheim) „Haus Hörn" in Aachen durch Pfr. Dr. Paul Türks.

Im gleichen Jahr gründet Dr. Paul Becker die *IGSL, Internationale Gesellschaft für Sterbebegleitung und Lebensbeistand e.V.*, die ausdrücklich Hilfe **beim** Sterben aber nicht **zum** Sterben anbietet.

1987   Gründung des zweiten Hospizes in Recklinghausen „Hospiz zum hl. Franziskus" mit Anbindung an ein Krankenhaus.

1988   Gründung der *Deutschen Hospizhilfe e.V.*, deren Ziele die Bekanntmachung des Hospizgedankens in Deutschland, Bildung einer Lobby für Sterbende, und die Förderung von Hospizinitiativen sind.

Auf der Tagung der Generalsynode der VELKD im selben Jahr wird eine positive Einstellung sowohl zur stationären als auch zur ambulanten Hospizarbeit deutlich.

1989   Die Arbeitsgruppe „Hospiz-Bewegung" der VELKD macht in ihrem Bericht deutlich, dass die Impulse der Hospizbewegung aufgenommen und in bestehenden Einrichtungen verwirklicht werden sollen.

Im selben Jahr äußert sich auch die katholische Kirche anlässlich des VII. Europäischen Bischofssymposions positiv zur Hospizarbeit.

1991   Die Deutsche Bischofskonferenz veröffentlicht das Handbuch „Schwerstkranken und Sterbenden beistehen", lobt die Hospizidee und legt sie den Menschen ans Herz.

1992   Gründung der *Bundesarbeitsgemeinschaft Hospiz* zur Förderung von ambulanten, teilstationären und stationären Hospizen und Palliativmedizin e.V. (*BAG Hospiz*) durch Klinikseelsorger Heinrich Pera in Halle/Saale mit der Zielsetzung einer Förderung der Hospizidee, dem Zusammenschluss aller Interessierten, der Bildung und Ausbildung, sowie Intensivierung der Spiritualität.

1996   Gründung der *Deutschen Hospiz Stiftung* durch den Malteserorden zur

Sicherung bestehender und künftiger Hospizeinrichtungen.

Das Eintreten von Persönlichkeiten wie Prof. Dr. J.-C. Student führten zu einer Gründungswelle von Initiativen und eingetragenen Vereinen in den neunziger Jahren. Lt. einer Emnid-Umfrage[109] kennt ein Drittel der Bevölkerung den Begriff Hospiz, wobei man davon ausgehen kann, dass der Bekanntheitsgrad bis heute weiter gestiegen ist. Die Zahlen bedeuten aber auch, dass ein Großteil der Menschen notwendige Hilfe nicht abrufen kann, weil sie ihnen nicht bewusst ist. Zahlreiche Veranstaltungen der örtlichen Hospizvereine bemühen sich, durch Vorträge und publikumswirksame Arbeit diesem Umstand Rechnung zu tragen.

Im Zusammenhang mit der allgemeinen Entwicklung muss auch auf die bestehenden Hospiz- und Palliativeinrichtungen, die zum 31.12.2005 gemeldet waren, hingewiesen werden:

1015	Ambulante Hospizdienste
145	Stationäre Hospize
126	Palliativstationen
7	Stationäre Kinderhospize

Es gibt noch ca. 300 weitere ambulante Dienste, die nicht statistisch erfasst werden konnten, da ihre Zahlen zum Stichtag dem Verlag nicht vorlagen. Außerdem, so betonen die Herausgeber, haben nicht alle Einrichtungen an der Erhebung teilgenommen.[110]

Mehr zu diesem Thema finden Sie in „Hospiz – Weil Sterben ein Teil des Lebens ist" von Barbara Mayerhofer, ISBN: 978-3-638-68350-0
http://www.grin.com/de/e-book/74865/

---

[109] vgl. Deutsche Hospiz Stiftung, Meinungen zum Sterben – Bekanntheitsgrad des Begriffes Hospiz 2001, Online im Internet: http://www.hospize.de/texte/emnid2001.htm[2006-08-20]
[110] vgl. Sabatowski, R., u.a, Wegweiser Hospiz und Palliativmedizin Deutschland 2006/2007, Wuppertal, S. 10 ff

Quellen-/Toolverzeichnis (inklusive weiterführender Literatur)

Aland, K. (Hg.), Luther Deutsch, Die Werke Martin Luthers in neuer Auswahl für die Gegenwart, Göttingen 1983, Dritte durchgesehene Auflage, Band 6

Aland, K., Martin Luther: Kirche und Gemeinde – Ob man vor dem Sterben fliehen möge -, in: Aland, K. (Hg.), Luther Deutsch, Die Werke Martin Luthers in neuer Auswahl für die Gegenwart, Göttingen 1983, Dritte durchgesehene Auflage, Band 6, S. 228 ff

Allert, R., u.a., Erfolgsfaktoren für Hospize, Forschungsergebnisse zu Qualität und Kosten, in: Schriftenreihe der Bundesarbeitsgemeinschaft Hospiz e.V., Band VIII, Wuppertal, 2005, S. 94

Angenedt, A., Geschichte der Religiosität im Mittelalter, Darmstadt, 1997

Ariès, P., Studien zur Geschichte des Todes im Abendland, München, 1976

Ariès, P., Geschichte des Todes, München 2005, 11. Auflage

Auernhammer, K. u.a., (Neben-)Wirkung einer Palliativeinrichtung, in: Zeitschrift für Palliativmedizin, 6. Jahrgang, Stuttgart, 3/2005 , S. 99

Ballestrem, C. W. von, Die Hospitalität des Ordens, in: Wienand A. (Hg.), Der Johanniterorden – Der Malteserorden. Der ritterliche Orden des hl. Johannes vom Spital zu Jerusalem; seine Geschichte, seine Aufgaben. Köln, 1988, 3. überarb. Auflage, S. 257 ff

Balz, H., Schneider, G., Exegetisches Wörterbuch zum Neuen Testament, Stuttgart usw., 1992, Band II, 2. verb. Auflage

Barloewen, C. von (Hg.), u.a., Der Tod in den Weltkulturen und Weltreligionen, Frankfurt am Main, usw., 2000

Barloewen, C. von, Der lange Schlaf, in: Barloewen C. von (Hg.), u.a., Der Tod in den Weltkulturen und Weltreligionen, Frankfurt am Main, usw., 2000, S. 26

Bocklet, P., Prälat, Brief an das Oratorium des Heiligen Philipp Neri, zit. in: Seitz, O., Seitz, D., Die moderne Hospizbewegung in Deutschland auf dem Weg ins öffentliche Bewusstsein, Herbolzheim, 2002, S. 297

Buckingham, R., Hospiz – Sterbende menschlich begleiten, Freiburg, 1993

Bundesarbeitsgemeinschaft Hospiz e.V., Hospizhelfer leisten 13 Millionen Stunden, in: Bundes-Hospiz-Anzeiger, 4. Jahrgang, Wuppertal, Heft 2/2006, S. 1

Bundes-Hospiz-Anzeiger, 4.Jahrgang, Wuppertal, Heft 2/2006

Cachandt, R., Erkundigungen zur Hospizbewegung in Deutschland, in: Loewy, E., Gronemeyer, R. (Hg.), Dokumentation des ersten Gießener Symposiums vom 10. bis 12. Dezember 1999 zum Thema: Die Hospizbewegung im internationalen Vergleich, Gießen, 2000

Cassidy, S., Die Dunkelheit teilen – Spiritualität und Praxis der Sterbebegleitung, Freiburg, 1995

Däubler-Gmelin, H., Bundestagsabgeordnete stärken die Hospizarbeit, in: Die Hospiz-Zeitschrift, Wuppertal, 6.Jahrgang, Heft 4/2004, S. 20

Der große Brockhaus, Wiesbaden, 1955, Fünfter Band
Der große Brockhaus, Wiesbaden, 1955, Achter Band

Die Hospiz-Zeitschrift, Wuppertal, 6. Jahrgang, Heft 4/2004
Die Hospiz-Zeitschrift, Wuppertal, 8. Jahrgang, Heft 2/2006
Die Hospiz-Zeitschrift, Wuppertal, 8. Jahrgang, Heft 3/2006

Drolshagen, C., Kostbarster Unterricht an den Sterbebetten, in: Lamp, I. (Hrsg.), u.a., Hospiz-Arbeit konkret : Grundlagen – Praxis – Erfahrungen, Gütersloh, 2001, S. 96

Eckart, W., Geschichte der Medizin, Berlin usw., 1990

Eckart, W., Geschichte der Medizin, Berlin usw., 1998, 3. überarb. Auflage

Elias, N., Über die Einsamkeit der Sterbenden in unseren Tagen, Frankfurt/Main, 1982

Everding, G., Westrich, A., Würdig leben bis zum letzten Augenblick: Idee und Praxis der Hospiz-Bewegung, München, 2000

Feldmann, K., Sterben und Tod – Sozialwissenschaftliche Theorien und Forschungsergebnisse, Opladen, 1997

Fest, J., Der tanzende Tod, Lübeck, 1986

Fischer, M., Ein Sarg und nur ein Leichenkleid, Paderborn, 2004

Georges, K., Lateinisch-Deutsches Schulwörterbuch, Hannover, 1900

Hawel, P., Das Mönchtum im Abendland, Freiburg, 1993

Heller, A., Kultur des Sterbens, Freiburg, 1994

Heller, A. u.a., Mit den Eltern über das Sterben reden. Die Perspektive der Angehörigen, in: Heller, A. u.a. (Hg.), Wenn nichts mehr zu machen ist, ist noch viel zu tun. Wie alte Menschen würdig sterben können. Freiburg, 2000, 2. Auflage, S. 83 ff

Heller, A. u.a. (Hg.), Wenn nichts mehr zu machen ist, ist noch viel zu tun. Wie alte Menschen würdig sterben können. Freiburg, 2000, 2. Auflage

Husebø, S., Klaschik, E., Palliativmedizin, Heidelberg, 2003

Husebø, S., Psychosoziale Fragen, in: Husebø, S., u.a., Palliativmedizin, Heidelberg, 2003, S. 303

Husebø, S., Familie und Umfeld, in: Husebø, S., u.a., Palliativmedizin, Heidelberg, 2003, S. 294

Imhof, A., >>Sis Humilis!<< – Die Kunst des Lebens als Grundlage für ein besseres Sterben, Wien, 1992

Imhof, A., Ars moriendi: Die Kunst des Sterbens einst und heute, Wien, 1991

Käppeli, S., Vom Glaubenswerk zur Pflegewissenschaft, Geschichte des Mit-Leidens in der christlichen jüdischen und freiberuflichen Krankenpflege, Bern, 2004

Kast, V., Trauern – Phasen und Chancen des psychischen Prozesses, Stuttgart, 1982

Kierkegaard, S., Drei Reden bei gedachten Gelegenheiten 1845, Düsseldorf, 1964

Klaschik, E., Arzneimittel, in: Husebø, S. u.a., Palliativmedizin, Berlin, 2003, S. 214 ff

Klaschik, E., Entwicklung und Standard der Palliativmedizin in Europa, in: Husebø, S. u.a., Palliativmedizin, Berlin, 2003, S. 6

Klaschik, E., Was ist Palliativmedizin? in: Husebø, S. u.a., Palliativmedizin, Berlin, 2003, S.2

Klaschik, E., Organisationsformen der Palliativmedizin, in: Husebø, S. u.a., Palliativmedizin, Berlin, 2003, S. 20

Klaschik, E., Schmerztherapie und Symptomkontrolle in der Palliativmedizin, in: Husebø, S. u.a., Palliativmedizin, Berlin, 2003, S. 270 ff

Klaschik, E., Bausewein, C., Nachruf auf Dame Cicely Saunders, in: Zeitschrift für Palliativmedizin, Stuttgart, 6. Jahrgang, Heft 3/2005, S. 77

Korff, W. u.a., Lexikon der Bioethik, CD-ROM, Gütersloh, 2000

Kries, K., von, Standpunkt des Diakonischen Werkes der EKD zum Thema „Sterbekliniken" , zit. in: Seitz O., Seitz D., Die moderne Hospizbewegung in Deutschland auf dem Weg ins öffentliche Bewusstsein, Herbolzheim, 2002, S. 291

Kübler-Ross, E., Das Rad des Lebens – Autobiografie, München, 2000

Lamp, I. (Hrsg.), u.a., Hospiz-Arbeit konkret : Grundlagen – Praxis – Erfahrungen, Gütersloh, 2001

Loewy, E., Gronemeyer, R. (Hg.), Dokumentation des ersten Gießener Symposiums vom 10. bis 12. Dezember 1999 zum Thema: Die Hospizbewegung im internationalen Vergleich, Gießen, 2000

Metz, C., Kompetenz in Palliative Care, in: Loewy, E., Gronemeyer, R. (Hg.), Dokumentation des ersten Gießener Symposiums vom 10. bis 12. Dezember 1999 zum Thema: Die Hospizbewegung im internationalen Vergleich, Gießen, 2000, S. 54

Murken, A., Vom Armenhospital zum Großklinikum, Köln, 1995, 3. veränd. Auflage

Nachrichten in: Die Hospiz - Zeitschrift, Wuppertal, 8. Jahrgang, Heft 2/ 2006, S. 23

Nassehi, A. Weber, G., Tod, Modernität und Gesellschaft, Opladen, 1989

Ohler, N., Sterben und Tod im Mittelalter, München, 1990

Pera, H. u.a., Mit Leidenden unterwegs, Leipzig, 1991

Radbruch, L., Schmerz / Schmerztherapie, in: Student, J.-C. (Hg.), Sterben, Tod und Trauer, Freiburg, 1994, S. 187

Rest, F., Sterbebeistand, Sterbebegleitung, Sterbegeleit, Handbuch für den stationären und ambulanten Bereich, Stuttgart, 2006, 5. vollständig überarbeitete und erweiterte Auflage

Rinpoche, S., Das tibetische Buch vom Leben und Sterben, Wien, 1992

Rückriem, G., u.a., Die Technik des wissenschaftlichen Arbeitens, Paderborn usw., 1995

Sabatowski, R., u.a., Wegweiser Hospiz und Palliativmedizin Deutschland 2006/2007, Wuppertal, 2006

Schmid, U., „Hospice Care" und „Palliative Care" – Synonym oder Unterschied? in Die Hospiz-Zeitschrift, Wuppertal, 8. Jahrgang, Heft 3/2006, S. 4 ff

Schmidbauer, H., Was geschehen muss - Herausforderungen für die Hospizarbeit, in: Die Hospiz-Zeitschrift, Wuppertal, 6. Jahrgang, Heft 4, 2004, S. 18 f

Schriftenreihe der Bundesarbeitsgemeinschaft Hospiz e.V., Band VIII, Wuppertal, 2005

Seidler, E., Leven, K.-H., Geschichte der Medizin und der Krankenpflege, Stuttgart, 2003, 7. Auflage

Seitz, O., Seitz, D., Die moderne Hospizbewegung in Deutschland auf dem Weg ins öffentliche Bewusstsein, Herbolzheim, 2002
Stoddard, S., Leben bis zuletzt. Die Hospiz-Bewegung; ein anderer Umgang mit Sterbenden, München, 1989

Student, J.-C. (Hg.), Das Hospiz-Buch, Freiburg, 1991, 2., aktualisierte und erg. Aufl.

Student, J.-C., Was ist ein Hospiz? in: Student, J.-C. (Hg.), Das Hospiz-Buch, Freiburg, 1991, 2., aktualisierte und erg. Aufl., S. 22 ff

Student, J.-C. (Hg.) u. a., Sterben, Tod und Trauer, Handbuch für Begleitende, Freiburg, 2004

Student, J.-C., Ehrenamtliche, in: Student, J.-C. (Hg.) u.a., Sterben, Tod und Trauer, Handbuch für Begleitende, Freiburg, 2004, S. 61 ff

Student, J.-C., Hospiz, in: Student, J.-C. (Hg.) u.a., Sterben, Tod und Trauer, Handbuch für Begleitende, Freiburg, 2004, S. 96

Student, J.-C., Kinderhospiz, in: Student, J.-C. (Hg.) u.a., Sterben, Tod und Trauer, Handbuch für Begleitende, Freiburg, 2004, S. 108 ff

Student, J.-C., Zu Hause sterben, in: Student, J.-C. (Hg.) u.a., Sterben, Tod und Trauer, Handbuch für Begleitende, Freiburg, 2004, S. 258

Weiß, W., Im Sterben nicht allein: Hospiz; ein Handbuch für Angehörige und Gemeinden, Berlin, 1999

Wienand, A., Der Johanniterorden, der Malteserorden. Der ritterliche Orden des hl. Johannes vom Spital zu Jerusalem; seine Geschichte, seine Aufgaben, Köln, 1988, 3. überarb. Auflage

Wilkening, K., Kunz, R., Sterben im Pflegeheim, Perspektiven und Praxis einer neuen Abschiedskultur, Göttingen, 2005, 2. akt. Auflage

Zeitschrift für Palliativmedizin, 6. Jahrgang, Stuttgart, Heft 3/2005

Quellenverzeichnis Online

Arbeitsgemeinschaft Elisabeth Kübler-Ross: Elisabeth Kübler-Ross verstorben!
2004, Online im Internet: http://www.hospiz.org/elisabethkr.htm [2006-08-28]

Deutsche Hospiz Stiftung, Meinungen zum Sterben – Bekanntheitsgrad des Begriffes Hospiz
2001, Online im Internet: http://www.hospize.de/texte/**emnid**2001.htm
[2006-08-20]

Krebsinformationsdienst, Deutsches Krebsforschungszentrum Heidelberg, Belastende
Symptome: Fatigue – Chronische Müdigkeit, Online im Internet:
http://www.krebsinformationsdienst.de/Belastende_Symptome/fatigue.html
[2006-08-25]

Deutscher Kinderhospiz-Verein, Online im Internet:
http://www.deutscher-kinderhospizverein.de/start.php [2006-08-25]

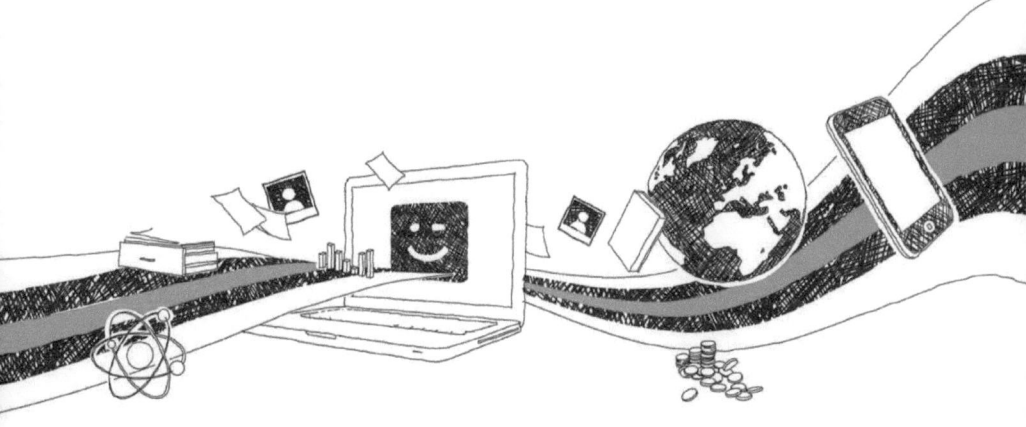
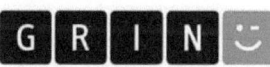